L'eczéma à fleur de peau

Céline Arsenault

L'eczéma à fleur de peau

Guide de prévention et de soins naturels
pour les enfants, les adultes et les gens âgés

Le Dauphin Blanc

Catalogage avant publication de Bibliothèque et Archives nationales du Québec et Bibliothèque et Archives Canada

Arsenault, Céline, 1957-

  L'eczéma à fleur de peau : guide de prévention et de soins naturels
  (Trousse bonne santé)
  ISBN 978-2-89436-285-3
  1. Eczéma - Médecines parallèles. 2. Eczéma - Prévention. I. Titre.
  II. Collection: Trousse bonne santé.

RL251.A77 2011   616.5'1069   C2011-940292-0

Nous reconnaissons l'aide financière du gouvernement du Canada par l'entremise du Programme d'aide au développement de l'industrie de l'édition (PADIÉ) pour nos activités d'édition.

Nous remercions la Société de développement des entreprises culturelles du Québec (SODEC) pour son appui à notre programme de publication.

Infographie de la couverture : Marjorie Patry
Mise en pages : Marjorie Patry
Correction et révision linguistique : Amélie Lapierre
Correction d'épreuves : Michèle Blais

Éditeur :   Les Éditions Le Dauphin Blanc inc.
            Complexe Lebourgneuf, bureau 125
            825, boulevard Lebourgneuf
            Québec (Québec) G2J 0B9 CANADA
            Tél. : 418 845-4045 Téléc. : 418 845-1933
            Courriel : dauphin@mediom.qc.ca
            Site Web : www.dauphinblanc.com

ISBN : 978-2-89436-285-3

Dépôt légal :   1e trimestre 2011
                Bibliothèque nationale du Québec
                Bibliothèque nationale du Canada

Imprimé au Canada

Limites de responsabilité

L'auteure et l'éditeur ne revendiquent ni ne garantissent l'exactitude, le caractère applicable et approprié ou l'exhaustivité du contenu de ce programme. Ils déclinent toute responsabilité, expresse ou implicite, quelle qu'elle soit.

Avertissement

Il est fortement recommandé de consulter des professionnels appropriés et compétents, lorsque nécessaire, que ce soit en médecine classique ou complémentaire.

Ni l'éditeur ni l'auteure ne pourront être tenus responsables des effets produits par une quelconque thérapie naturelle ou par un remède proposé dans cet ouvrage.

Notez que les informations sur les produits et les références à des marques sont données à titre indicatif seulement.

Remerciements

Je désire remercier particulièrement mes filles, Gabrielle et Marianne Roberge, pour leur appui à mon travail d'écriture. Leur enthousiasme me soutient, leurs suggestions sont d'une grande pertinence et leur maîtrise de la langue française me fascine. Le temps fait son œuvre…

Merci aussi à mon conjoint, Normand Bigonnesse, d'avoir pris le temps de poser son regard « naturopathique » sur cet écrit.

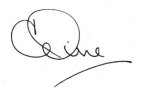

*À toutes les personnes
qui osent sortir des sentiers battus
pour trouver la clé de leur guérison*

Table des matières

Introduction

L'eczéma est souvent considéré comme une affection bénigne par toute personne qui n'est pas concernée par ce problème, car il ne touche que la peau. Par contre, les gens qui en souffrent tiennent un tout autre discours.

Ce trouble cutané peut être très dérangeant pour les individus, petits et grands, qui le subissent et pour les parents d'enfants qui en sont atteints. Que ce soit à cause de démangeaisons, de l'apparence de la peau, de multiples réveils nocturnes causés par l'inconfort, de complications possibles relatives à l'infection, la personne malade souhaite la guérison complète de son état.

Les traitements médicaux actuels consistent presque essentiellement à recommander des crèmes à base de corticostéroïdes (cortisone) afin de réduire l'inflammation et les démangeaisons. Ces baumes sont relativement efficaces lorsqu'ils sont utilisés dans les cas bénins, mais ils sont inutiles pour freiner définitivement l'eczéma chronique.

Depuis près de vingt ans, mon expérience profes-
sionnelle comme naturopathe m'a permis de constater
que l'eczéma se guérit. Pour y arriver, vous devez cerner
la cause et modifier vos habitudes de vie, car cette affection de la peau apparaît sur un terrain propice à son
développement. Votre héritage génétique peut être en
cause, mais il existe des facteurs qui stimulent, dans
votre corps ou dans celui de votre enfant, l'apparition
de l'eczéma.

Grâce à ce livre, j'espère vous aider à découvrir
des causes et des solutions pour soulager ou enrayer
l'eczéma.

Chapitre 1

Qu'est-ce que l'eczéma?

L'eczéma est une inflammation non contagieuse de la peau, appelée parfois « dermatite atopique[1] ». Cette affection cutanée n'est pas provoquée par une infection. Elle englobe plusieurs types de problèmes de peau qui s'« expriment » de façons variables par des rougeurs, des plaques de peau très sèches, des squames, de fines vésicules suintantes formant des croûtes et entraînant des démangeaisons.

Ce trouble de la peau peut être temporaire ou chronique, léger ou sévère, et plus rarement très grave. Il est souvent associé à des réactions allergiques ou à l'asthme.

---

1. Atopique : qui présente un terrain propice à des manifestations allergiques telles que la rhinite allergique (*rhume des foins*), l'asthme allergique, l'eczéma.

Cette affection est donc assez courante, particuliè-rement chez les enfants nés au sein d'une famille ayant des antécédents d'allergies. Elle touche aujourd'hui près de 20 % des enfants français, comparativement à 3 ou 5 % il y a 30 ans.

L'eczéma peut s'aggraver si une infection bactérienne survient dans les lésions de grattage, si la personne atteinte contracte l'impétigo ou le virus de l'herpès simplex ou si elle démontre une réaction allergique violente à la suite d'une dermatite de contact. Par exemple, pour certains individus, le contact avec du sumac vénéneux (herbe à puce) peut susciter une grave réaction allergique.

Types d'eczéma

Eczéma atopique (dermatite atopique)

L'eczéma atopique est la forme la plus répandue d'eczéma chronique. Dans 90 % des cas, cette affec-tion apparaît chez l'enfant avant qu'il ait 5 ans. La composante héréditaire peut être présente et un ou des membres de la famille peuvent souffrir d'allergies saisonnières ou alimentaires ou encore d'asthme.

Ce type d'eczéma se manifeste par des rougeurs et un assèchement de la peau qui apparaissent le plus souvent dans les plis des coudes ou des genoux, sur le visage ou encore sur les jambes, sur le dos et même sur le ventre.

Eczéma de contact (dermatite de contact)

L'eczéma de contact se produit lorsque l'irritation de la peau est provoquée par le contact avec des produits irritants ou allergènes pour la personne concernée. En ce qui a trait au bébé, les causes de l'eczéma de contact peuvent être nombreuses. Par exemple, le bébé peut être irrité par un savon parfumé, par les couches de papier, par certaines crèmes pour la peau, par les boutons métalliques de ses vêtements ou encore par certains bijoux. Quant à l'adulte, les causes de l'eczéma de contact peuvent être reliées au parfum, au savon, à une mousse pour le bain, à une crème, à divers produits chimiques utilisés à la maison ou au travail[2], à un bijou, à un métal, etc. L'irritation peut être rapide ou retardée dans le temps. L'intensité varie aussi grandement : de légères rougeurs à de graves ulcérations. Dans les cas très graves, comme lors d'une allergie au latex, l'irritation peut mener à un choc anaphylactique[3].

Eczéma séborrhéique (séborrhée)

L'eczéma séborrhéique est une forme d'affection du cuir chevelu mieux connu, chez le bébé, sous le

---

2. Les travailleurs de la coiffure sont particulièrement à risque, avec les années, de développer des allergies de contact.

3. Choc anaphylactique : choc dramatique marqué par une contraction interne des muscles lisses, une augmentation de la perméabilité des capillaires avec hémorragie et œdème. Cet état de choc exige une intervention médicale d'urgence.

nom de *chapeau,* de *croûte de lait* et plus rarement
de *casque séborrhéique.* Par contre, même les adultes
peuvent avoir ce type de problème au cuir chevelu. Il
est d'ailleurs souvent accompagné de pellicules. Les
plaques de séborrhée sont jaunâtres, grasses et squa-
meuses. Elles peuvent s'étendre au visage, aux oreilles
et à la poitrine. Occasionnellement, la séborrhée peut
être accompagnée d'une infection fongique.

Eczéma variqueux (eczéma des membres inférieurs ou eczéma de stase)

L'eczéma variqueux touche particulièrement les
personnes âgées. Il est la résultante d'une mauvaise
circulation dans les membres inférieurs causée par une
insuffisance veineuse chronique. Les plaques eczémateuses sont alors enflammées et la peau s'écaille.
Avec le temps, les plaques peuvent prendre une
coloration brun foncé.

Eczéma nummulaire (dermatite discoïde)

L'eczéma nummulaire a la forme caractéristique
de plaques arrondies délimitées comme des pièces
de monnaie. Elles sont enflammées et écailleuses et
peuvent apparaître partout sur le corps. Cependant,
elles semblent privilégier les jambes et les fesses.
Dans les cas aigus, du suintement peut survenir. La
peau sèche et la saison froide favorisent l'apparition
de ce type d'eczéma. Les démangeaisons sont tenaces

et le grattage intempestif de la peau peut infecter les plaques. Les adultes et les gens âgés sont davantage touchés par la dermatite discoïde.

Eczéma bulleux (dyshidrose)

L'eczéma bulleux attaque essentiellement les paumes de mains, les faces latérales de doigts et les plantes de pieds. On pensait autrefois qu'il était causé par une « mauvaise sueur », ce qui s'est révélé faux. Cette affection prend la forme de petites vésicules de moins d'un millimètre de diamètre qui sont opaques et qui ne sont que très légèrement surélevées. Elles peuvent se rassembler pour former de plus grandes vésicules. Parfois asymptomatiques, elles peuvent également provoquer des démangeaisons. Les plaques s'aggravent lorsque la peau est en contact avec des substances irritantes ou du savon. Si la personne atteinte gratte ses vésicules, le fluide se libère, provoque une croûte sur la peau et fait craqueler cette dernière, ce qui est douloureux. L'affection peut durer plusieurs semaines ou mois. Il faut donc éviter de percer les bulles.

La peau humide, le soleil ou une transpiration excessive peuvent provoquer ce type d'eczéma. Des problèmes intestinaux de même que des infections fongiques peuvent aussi favoriser son apparition.

Chapitre 2

Les causes de l'eczéma

Le plus difficile, lorsque l'on vit un problème de santé, c'est de se faire dire que « la cause est inconnue et qu'aucun traitement ne peut le guérir totalement. ». Cette information lapidaire place la personne malade dans une position de victime et la coupe de son potentiel de guérison et d'autoguérison. Heureusement, cette fatalité est souvent fausse.

Le corps est un organisme vivant et intelligent. C'est d'ailleurs une vérité de La Palice. Il a donc la capacité de s'adapter, de se transformer et de se guérir. Une maladie comme l'eczéma, ou une autre affection, vous informe que votre milieu interne vit un déséquilibre. Votre « terrain » s'est modifié, il a laissé croître trop de « mauvaises herbes » à la place de « jolies fleurs ».

Votre milieu physique (structure), biochimique (pH, oxydation, nutriment), énergétique (méridien) et émotionnel subit continuellement des agressions que votre corps tente d'équilibrer, de compenser. Si vous n'apportez pas les changements qui s'imposent par prévention, la maladie sera alors la solution pour que votre corps retrouve un certain équilibre.

Ainsi, bien qu'il y ait des principes de base à l'origine de ces déséquilibres, vous devez découvrir ceux qui vous concernent. Il vous faut alors procéder par étape tout simplement, jusqu'à ce que votre santé soit rétablie.

Dans le présent chapitre, j'énumère les causes fondamentales, pour tous, qui entraînent l'eczéma. Au troisième chapitre, je vous propose des soins adaptés, selon l'âge des personnes souffrant d'eczéma, afin de réduire ou d'éliminer cette affection.

Alimentation

Tout au long de votre vie, l'alimentation joue un rôle majeur dans votre état de santé. Théoriquement, cela est évident pour nombre d'entre vous. Cependant, la plupart malmènent leur corps avec une alimentation inadéquate.

Mettriez-vous autre chose que de l'essence dans votre voiture? Pourtant, vous fournissez peut-être à votre corps des « aliments » qui ne méritent même plus de s'appeler ainsi tellement ils sont transformés, colorés et « chimifiés ». Pas étonnant que le corps finisse par réagir avec des allergies ou des intolérances!

Produits laitiers

Le premier aliment qui entre en cause avec les problèmes de peau comme l'eczéma, c'est le **lait de vache**. Il est d'ailleurs l'un des principaux aliments allergènes chez l'enfant, tout comme les œufs. Pourquoi? Pour plusieurs raisons.

D'abord, l'humain consomme souvent trop de lait de vache et cette surconsommation peut entraîner une surcharge du foie qui nuit à la métabolisation de certains aliments. Des signes d'excès ou de métabolisme déficient peuvent vous guider, comme la mauvaise haleine matinale, autant chez l'adulte que chez l'enfant, les douleurs de croissance chez l'enfant ou l'adolescent, l'acné ou le surpoids chez les plus grands.

Il n'est pas rare que des personnes prennent deux portions de produits laitiers lors d'un seul repas : un verre de lait et un yogourt, un morceau de fromage et de la « crème glacée », etc. Il ne faut pas oublier les collations à base de produits laitiers, en plus des portions consommées aux repas.

La consommation excessive de produits laitiers chez la femme enceinte surexpose le bébé à cet aliment. L'enfant peut alors développer une sensibilité à la protéine bovine après la naissance. Dans la nature, le lait des mammifères est l'aliment du bébé. L'humain est le seul mammifère qui boit encore du lait une fois sevré de sa mère.

Évidemment, le lait peut agrémenter votre vie si vous le métabolisez bien, mais il n'est pas essentiel à la santé quand vous avez passé l'âge d'être allaité.

Deuxièmement, la qualité des produits laitiers d'aujourd'hui est problématique. Depuis environ cinquante ans, la pasteurisation s'est généralisée dans l'industrie laitière. À l'origine, ce procédé a permis la disparition de maladies causées par la malpropreté ou par la mauvaise conservation du lait. Aujourd'hui, avec le respect des chaînes de froid et l'asepsie dans le traitement du lait, nous sommes confrontés davantage aux inconvénients de ce procédé. La pasteurisation détruit les enzymes nécessaires à sa digestion[4], d'où les multiples problèmes de gaz, de ballonnements, de maux de ventre et d'excès de mucus (mouchages fréquents, « raclages » de gorge, toux) chez certains consommateurs de lait.

De plus, une grande proportion de produits laitiers est composée de substances laitières, de substances laitières modifiées, de sucres, d'édulcorants et d'ajouts de toutes sortes. Vous n'avez qu'à lire les étiquettes de

---

4. Consultez l'excellent livre de Carol Vachon, *Pour l'amour du bon lait* (Convergent, 2002).

préparation de fromage fondu, de yogourt, de Minigo ou de crème glacée pour noter que le seul lait que vous consommez sous forme de lait demeure celui au verre! Tous ces ajouts rendent les produits laitiers plus difficiles à assimiler, sans parler de l'omniprésence de sucre dans ces laitages qui acidifie davantage l'organisme.

Troisièmement, certaines personnes, sans le savoir, sont intolérantes aux produits laitiers. Leurs symptômes sont diffus et variés. Elles n'observent aucune réaction de type allergique (type immunoglobulines E) avec libération d'histamine (rougeur, enflure, difficulté respiratoire, diarrhée importante, etc.). Elles pensent donc que ces produits sont bons pour elles. Et pourtant, elles peuvent souffrir de maux de tête, de fatigue, d'œdème, de douleurs inflammatoires ligamentaires ou musculaires ou encore de troubles digestifs comme des gaz, des ballonnements ou des maux de ventre.

Voici une suggestion simple. Pendant un mois, cessez la consommation de produits laitiers et notez les changements, ou l'absence possible de changements, quant à votre état de santé. Vous pouvez également passer un test d'intolérance alimentaire (consultez l'annexe 1) afin de cibler précisément les aliments qui causent des réactions.

D'autres aliments peuvent entraîner des cas d'eczéma. Les principaux allergènes comestibles autres que le lait sont les œufs, les noix, le soya, les poissons, le blé et les arachides. Un enfant peut aussi réagir aux carottes, au lait de chèvre ou à tout autre aliment.

Si vous avez procédé à une diète d'élimination et que le problème persiste, il peut être utile de passer un test d'allergies chez l'allergologue pour déceler les aliments qui font intervenir les immunoglobulines E (IgE). Cela dit, les résultats peuvent être décevants, car ce sont les intolérances alimentaires (allergies de type III qui font intervenir les immunoglobulines G) qui sont souvent en cause dans le cas de l'eczéma.

Aliments acides et alcalins

Sur le plan de l'alimentation, l'autre volet à considérer est l'équilibre des **aliments acides et alcalins** (consultez l'annexe 2). Plusieurs personnes atteintes d'eczéma ont remarqué que leurs symptômes s'aggravaient lorsqu'elles mangeaient des aliments plus acides comme l'orange, le pamplemousse, le citron, la tomate, le kiwi, l'ananas ou encore certaines variétés de pommes ou de jus. Les boissons gazeuses, les sucreries et l'excès de consommation de viande rouge ont aussi un grand pouvoir acidifiant.

Par ailleurs, tout comme la percée dentaire chez le tout-petit modifie l'équilibre acidobasique et favorise l'apparition de l'eczéma chez les sujets sensibles, le stress modifie aussi l'équilibre acidobasique chez les petits et les grands en acidifiant l'organisme, d'où l'apparition d'eczéma dans les périodes de stress.

Par contre, pour qu'un déséquilibre ait lieu, l'organisme doit déjà être au bord du « débalancement », sinon il ne réagit pas de cette manière. Le but dans la thérapeutique est alors de diminuer votre niveau d'acidité afin d'être capable de faire face à l'imprévu (qui augmente votre stress) sans développer d'eczéma.

Oméga-3 et oméga-6

Un autre élément jouant un rôle majeur dans l'apparition de l'eczéma est le déséquilibre entre les apports d'**oméga-3** et d'**oméga-6** dans votre alimentation. L'alimentation moderne fournit davantage d'acides gras oméga-6 (huile de tournesol, de carthame, de maïs, viande industrielle) que d'acides gras oméga-3 (huile de lin, de chanvre, de noix, de soya et poisson). C'est pour cette raison qu'il y a tant de publicités sur la nécessité de consommer des gras oméga-3. Chacun devrait consommer quatre à sept fois plus d'oméga-6 que d'oméga-3 (4-7 :1), selon le ratio reconnu. Cependant, l'alimentation nord-américaine fournit actuellement un ratio de 10 oméga-6 pour 1 oméga-3 (10 :1)[5]. Un excès de gras oméga-6 augmente entre autres les problèmes d'inflammation dans l'organisme, tandis que les gras oméga-3 font l'action inverse.

5. Renée Frappier et Danielle Gosselin, *Le guide des bons gras*, Montréal, Les Asclépiades, 1995, p. 66-67.

Les noix, les graines et leurs huiles de première pression à froid ainsi que les gras de poissons fournissent au corps des acides gras essentiels au métabolisme. Ces gras maintiennent l'intégrité des membranes cellulaires et soutiennent les systèmes immunitaire, hormonal et cardiovasculaire. Ils contribuent à conserver l'intégrité de la peau, diminuent les réactions allergiques et ont des propriétés anti-inflammatoires. Ils sont donc nécessaires à la vie.

En 2006, une étude québécoise[6] révélait que 85 % de la population ne consommait pas la dose quotidienne d'oméga-3 recommandée. Dans les plans de soins, il faut donc ajouter ces bons gras afin de diminuer la réaction inflammatoire de la peau.

Zinc

Le dernier nutriment clé à considérer est le **zinc** (consultez l'annexe 3). Ce minéral est essentiel à la santé de la peau et des muqueuses. En général, soit que la consommation alimentaire est insuffisante en zinc, soit que le corps en élimine trop. Chez l'enfant, il est fréquent de constater un manque de ce nutriment. Le jeune qui mange des viandes en faible quantité et peu ou pas de noix ou de graines est potentiellement à risque d'une carence en zinc.

6. Marilyse Hamelin, « Oméga-3, les Québécois n'en mangent pas assez », *Le Journal de Montréal*, 28 septembre 2006, p. 56.

De plus, la charge de métaux lourds que l'enfant hérite de sa mère pendant la grossesse et l'allaitement[7] vient puiser dans ses réserves de zinc, car ce minéral est un antagoniste[8] important de plusieurs métaux toxiques. Plusieurs signes vous avertissent de cette carence potentielle : grincement de dents (bruxisme), peau sèche, fermeture du goût (l'enfant ne mange que ce qu'il veut bien manger), voix nasillarde, taches blanches sur les ongles, acné chez les adolescents, etc. Une analyse minérale des cheveux[9] permet de vérifier, hors de tout doute, s'il y a une carence.

Les adolescents et les adultes peuvent également manquer régulièrement de zinc. Il ne faut pas oublier que la pollution est omniprésente dans l'air, l'eau et les aliments. Elle nous met en contact avec une multitude de substances toxiques qui augmentent nos besoins en zinc.

Élimination

Dès que vous faites face à un problème d'eczéma, vérifiez si l'élimination intestinale se fait tous les jours et abondamment. En aucun cas vous ne devez tolérer la constipation, et ce, à tout âge. L'accumulation de toxines

---

7. Consultez le livre de Céline Arsenault, *Accueillir mon enfant naturellement* (Le Dauphin Blanc, 2009).

8. Se dit antagoniste parce qu'il permet d'éliminer les métaux toxiques.

9. Consultez un naturopathe qualifié qui utilise ce genre d'examen.

dans l'intestin surcharge le foie et perturbe la flore intestinale. L'équilibre entre les bonnes et les mauvaises
bactéries est rompu et l'acidité dans le corps s'accumule
davantage.

Pour favoriser une saine élimination intestinale, vous
devez consommer suffisamment d'eau de qualité (non
chlorée) et manger des fibres en abondance (céréales
complètes, légumes crus et cuits, fruits). Le mouvement
et l'activité physique telle que la marche ou différents
sports activent aussi votre péristaltisme, le mouvement
de votre intestin, ce qui permet une meilleure élimination intestinale.

L'ajout de probiotiques adaptés à votre âge est essentiel. Ces bonnes bactéries, les soldats de votre intestin, se
trouvent dans les magasins de produits naturels ou dans
certaines pharmacies. Ils sont beaucoup plus concentrés
que ce que l'on retrouve dans les yogourts, ils sont de
meilleure qualité, ils ne contiennent pas de sucre ajouté
et ils renferment des souches reconnues pour leur efficacité. Il existe des produits adaptés aux besoins du
nourrisson, de l'enfant ou de l'adulte. Dans le troisième
chapitre sur les soins naturels, les informations sont
d'ailleurs précisées selon l'âge.

Environnement

Produits chimiques

Il va sans dire que moins il y a de produits chimiques dans votre environnement, moins vous risquez de souffrir de réactions eczémateuses ou allergènes en lien avec ces substances. La réduction de votre exposition aux substances chimiques diminue donc tous les cas d'eczéma de contact.

Pour arriver à limiter votre contact avec de telles substances, lisez les étiquettes des produits que vous achetez, privilégiez ceux qui sont sans colorant artificiel, sans parfum synthétique, ceux qui sont les plus naturels possible, d'autant plus si vous avez un jeune enfant. Même les tissus synthétiques ou la laine peuvent occasionner des cas d'eczéma de contact. Certaines personnes peuvent aussi réagir à la teinture utilisée pour colorer le cuir des souliers ou des bottes, et des bébés peuvent réagir aux couches de papier si elles n'ont pas été préalablement aérées quelques jours avant d'être utilisées. Les rougeurs se limitent dans ce cas aux fesses du bébé.

Saison froide

L'eczéma apparaît souvent en saison froide au moment où les maisons sont surchauffées. Vérifiez donc le taux d'humidité de votre demeure et évitez de trop la chauffer en hiver. Par contre, pendant l'été, la peau eczémateuse exposée au soleil s'améliore souvent. Le soleil permet de mieux métaboliser les acides et améliore le métabolisme. De plus, la plupart des gens sont mieux oxygénés pendant la saison estivale puisqu'ils sont plus fréquemment à l'extérieur.

Chlore

La présence du chlore dans l'eau domestique est un élément très irritant pour la peau des tout-petits et même pour celle des plus grands. Le chlore assèche la peau. Si vous ou votre enfant avez plus de rougeurs ou de démangeaisons après la douche ou le bain, vérifiez le savon employé et idéalement ajoutez un filtre de douche au charbon[10] pour éliminer le chlore. Dans les cas importants d'eczéma, c'est une nécessité.

Additifs

À l'environnement extérieur s'ajoute l'« environnement intérieur », c'est-à-dire ce que vous ingérez ou ce qui pénètre dans votre corps. Les multiples colorants artificiels, additifs, agents de conservation, pesticides et autres agents chimiques utilisés aujourd'hui dans l'alimentation peuvent être sources d'allergies ou d'intolérances.

---

10. Il existe plusieurs distributeurs de ce type de produit. Pour plus d'informations, vous pouvez consulter certains sites Web, comme les suivants : www.diproclean.com/filtre-douche-eau-chlore-calcaire-xml-266_272-812.html ou www.webmarchand.com/a/liste_produit/idx/5050827/mot/Filtre_douche/liste_produit.htm.

Vaccins

On sous-estime parfois la quantité d'agents chimiques contenus dans les nombreux vaccins qu'on administre à l'enfant aujourd'hui. Ils peuvent contenir du formaldéhyde, de l'hydroxyde d'aluminium, du squalène, du thimérosal, du Polysorbate 80, etc. Il n'est pas rare qu'un bébé développe une flambée d'eczéma dans la semaine suivant la vaccination[11].

Stress et vécu émotionnel

De multiples ouvrages peuvent vous aider à faire le lien entre une émotion vécue et un malaise ou une maladie ressentie. Certains livres sont des guides qui vous permettent d'explorer de nouvelles pistes. Si ce lien entre les émotions et la maladie vous interpelle, mieux vaut consulter un psychologue ou un psychothérapeute spécialisé dans ce domaine.

De façon générale, on associe souvent l'eczéma à une séparation physique ou émotionnelle, que ce soit pour un enfant ou un adulte. Une personne peut avoir enregistré ce sentiment de séparation très jeune dans sa vie d'enfant et le réactualiser dans sa vie d'adulte de multiples manières. L'aspect émotionnel est un élément de plus à considérer si l'eczéma chronique persiste malgré les changements apportés dans les autres sphères de votre vie.

---

11. Consultez le livre de Céline Arsenault, *Soins à mon enfant* (Le Dauphin Blanc, 2003), si le sujet vous intéresse.

Hérédité

L'hérédité, dans les faits, vous transmet des forces et des faiblesses. Les forces peuvent se maintenir si vous n'en abusez pas et si votre hygiène de vie les soutient. En ce qui concerne les faiblesses, même si vous héritez d'un terrain dit « eczémateux » par les liens familiaux, vous pouvez déjouer cette prédisposition en évitant les facteurs qui favorisent l'apparition de l'eczéma. La science a découvert plusieurs gènes en lien avec certaines maladies. Par exemple, si vous portez le gène à l'origine du cancer des poumons du fumeur, que vous ne fumez jamais et que vous ne travaillez pas dans un milieu enfumé, vous avez peu de risque de développer cette maladie. L'hérédité n'est donc pas toujours une fatalité incontournable. Aujourd'hui, la science démontre que l'environnement peut modifier les gènes. Cette action se fait dans les deux sens, positivement ou négativement.

Pour arriver à contourner les faiblesses de votre hérédité, vous pouvez opter pour la qualité de votre hygiène de vie afin de favoriser tous les facteurs de santé de votre corps. Vous devez le faire pour votre bien-être et celui de votre enfant. Il appartient à chaque personne de se prendre en main.

Chapitre 3

Les soins naturels

Particularités du bébé

Au dire de certains pédiatres, il est normal que votre bébé souffre d'eczéma. Je dirais plutôt que c'est fréquent, mais non point normal. Pour améliorer ce problème cutané, il vous faut cibler la cause. Pour y arriver, intervenez par étapes et n'hésitez pas à consulter un naturopathe qualifié pour vous permettre d'établir un protocole de soins.

Bien qu'il existe des crèmes efficaces médicamentées à base de cortisone ou des baumes naturels, vous devez trouver l'origine de l'affection et non seulement soulager les symptômes. L'usage à long terme de cortisone amincit la peau. Elle est donc à utiliser avec parcimonie.

Il peut arriver que l'eczéma de votre bébé s'infecte par une bactérie. Un antibiotique peut alors être prescrit. Évidemment, il est sage de le lui donner. Par la suite, il sera important de soutenir votre enfant avec une bonne qualité de probiotiques adaptés à son âge.

Tel que mentionné auparavant, l'eczéma ne tombe pas du ciel et ne s'attrape pas. C'est la peau qui développe une réaction par rapport à un agent agresseur. Pour le bébé, les facteurs de déséquilibre sont, par ordre d'importance, les suivants :

- intolérance à un ou à des **aliments** que le bébé consomme ou que la mère allaitante absorbe (préparation lactée pour bébés, lait de vache sous toutes ses formes, œuf, soya, noix, gluten, tomates en excès, etc.);

- intolérance au **chlore** présent dans l'eau du bain;

- usage d'**antibiotiques** à la naissance ou en très bas âge qui fragilisent la paroi intestinale et déséquilibrent la flore normale de l'intestin, rendant ainsi le bébé plus sensible à développer des intolérances ou des allergies;

- introduction d'une nouvelle **préparation lactée** ou passage de l'allaitement à la préparation lactée;

- début de l'**alimentation solide** du bébé et réaction aux aliments;

- **vaccinations** récentes;

- excès d'**acidité** chez la mère qui allaite ou dans l'alimentation du bébé;

- **stress** vécu par le parent ou par l'enfant lui-même. Il modifie les données métaboliques de l'organisme en créant, entre autres, plus d'acidité dans le corps. Il peut avoir un impact émotionnel important pour le bébé.

Actions ou soins requis

Notez que les informations suivantes concernent les soins de la mère prodigués au bébé, et ce, de la naissance à douze mois :

- accordez la priorité à l'**allaitement maternel** ou favorisez, si possible, la reprise de l'allaitement;

- ajoutez des **probiotiques** au lait ou aux aliments du bébé. Si vous allaitez, ajoutez les probiotiques à un peu d'eau de source et donnez le mélange à la seringue. Choisissez des probiotiques spécifiques pour bébés. Ils sont en poudre et contiennent plusieurs souches de bactéries, dont les bifido-bactéries (*B.infantis*, *B.bifidum*, et *B.breve* ou *B.Longum*), les *Lactobacillus (casei, acidophilus ou rhamnosus)* et les *Streptococcus thermophilus.* Vous les retrouvez sous certaines marques comme le *probiotique UDO*, le *Pédibiotic* ou encore le *Flora BABY* pour nourrissons.

Si vous allaitez, vous avez également avantage à prendre vous-même des probiotiques adaptés aux adultes.

• Si votre bébé a la peau plus rouge lorsqu'il sort du **bain**, cessez d'utiliser l'eau chlorée pour laver votre bébé. Utilisez une eau filtrée au charbon. Des filtres peu coûteux peuvent être adaptés à votre pomme de douche avec laquelle vous remplirez le bain.

Temporairement, vous pouvez rincer la peau de votre bébé avec une « débarbouillette » bien imbibée d'eau de source tiède après le bain si vous n'avez pas accès au filtre.

Évitez de laver les fesses de votre enfant avec des lingettes commerciales parfumées ou non.

À l'eau sans chlore, vous pouvez ajouter le produit Aveeno (*avena sativa*). Il est entièrement composé d'extraits d'avoine colloïdale. Bien sûr, évitez ce produit si votre enfant est allergique à l'avoine ou au gluten.

Vous pouvez aussi infuser de la camomille allemande (*matricaria recutita*). Environ cent grammes de fleurs par litre d'eau bouillante suffisent. Déposez ensuite le mélange dans l'eau du bain en vérifiant bien la température. Bien sûr, évitez cette infusion si votre bébé est allergique à cette variété de camomille.

Évitez toute forme de parfum ou tout produit synthétique dans l'eau du bain du bébé.

- Si votre bébé est allaité, retirez un aliment à la fois de votre diète quotidienne, au moins pendant une semaine afin de constater s'il y a un changement au niveau de sa peau. Commencez par les **produits laitiers** sous toutes leurs formes. Ensuite, éliminez un à un le soya, les œufs, le blé, le sucre, etc.

- Si votre bébé est nourri à la préparation lactée, changez cette dernière pour un lait hypoallergène. Surtout, assurez-vous de ne jamais faire chauffer le lait, quel qu'il soit, dans le four à **micro-ondes**. Cette cuisson rend certains acides aminés moins digestes et détruit les facteurs immunitaires présents dans le lait (particulièrement en ce qui concerne le lait maternel).

- Si le bébé n'est pas allaité et que sa préparation lactée ne contient pas d'**oméga-3**, ajoutez-y un supplément de ces acides gras et assurez-vous qu'ils sont garantis sans métaux lourds. Évidemment, ayez l'assurance que l'enfant n'est pas allergique au produit en question.

- Offrez au bébé et à l'enfant plus âgé des **jus de carottes** et de concombres frais. Diluez-les avec une moitié d'eau pure. Ces liquides sont utiles pour alcaliniser l'organisme.

- Évitez d'intégrer des yogourts, des Minigo, du fromage cottage à base de lait de vache dans l'alimentation d'un bébé eczémateux.

- Si vous allaitez, adoptez une **alimentation alcalinisante**. Si votre enfant mange, favorisez également une nourriture alcaline (consultez l'annexe 2). Puis, pour le bébé, le port du collier de noisetier est reconnu pour le soulagement des symptômes reliés aux poussées dentaires. En fait, son action agit sur le niveau d'acidité du corps en le diminuant, d'où son utilité dans les cas d'eczéma également. *Par contre, il est important que la grandeur soit appropriée, ni trop grande ni trop petite, afin d'éviter les étouffements*[12].

- Assurez-vous que votre bébé fait facilement des **selles** quotidiennement. Ne tolérez aucune forme de constipation[13].

---

12. La Société canadienne de pédiatrie ne recommande le port d'aucun collier incluant tous les pendentifs avant l'âge de trois ans. Il s'agit de sa recommandation officielle. Le choix appartient donc aux parents d'en faire l'usage ou non. Prenez note que le collier doit être changé dès que les billes de bois noircissent afin de conserver son efficacité. Ce collier démontre une action positive autant chez les petits que chez les plus grands. Choisissez une marque reconnue.

13. Au sujet de la santé des jeunes enfants, consultez le livre de Céline Arsenault, *Accueillir mon enfant naturellement* (Le Dauphin Blanc, 2009).

- Il existe des sels minéraux sous la forme homéo-pathique mieux connus sous le nom de *sels bio-chimiques de Schussler*. Le sel n° 6, *Kalium Phosphoricum*, peut être très utile dans les cas de **démangeaisons** et d'irritabilité. Il suffit de dis-soudre 3 comprimés dans 125 ml d'eau de source et de donner quelques gorgées à boire à votre bébé régulièrement dans la journée. Si votre bébé est allaité et qu'il ne prend pas de biberon, vous pouvez donner le mélange à la seringue.

- Le remède homéopathique Chamomilla (15 CH) calme l'enfant dans les périodes intenses de dé-mangeaisons. Donnez-le-lui d'emblée au coucher pour favoriser un meilleur sommeil.

- Si votre bébé a fait une crise d'eczéma après une **vaccination**, consultez un homéopathe qualifié qui peut faire un drainage spécifique à cet événement.

- Évitez de **surchauffer** la chambre de votre bébé.

- Assurez-vous qu'il ne réagit pas à ses **vêtements** (couleur, tissu synthétique).

- Au besoin, mettez-lui des mitaines afin d'éviter qu'il ne se gratte.

- Pour la peau, il existe une variété de **crèmes spécialisées** pour soulager l'eczéma. Demandez au conseiller d'un magasin de produits naturels ce qu'il vous propose d'efficace. Les crèmes à base de calendula sont intéressantes. Pour ma part, je recommande la crème maison Calendulis concoctée par Michel Groleau, pharmacien homéopathe[14] de Québec. Appliquez-la uniquement sur les plaques matin et soir en couche mince. Rappelez-vous que la crème, bien qu'utile, ne doit pas vous éviter de trouver l'origine du problème.

Référez-vous toujours à votre médecin pour avoir le bon diagnostic et consultez un naturopathe qualifié si l'eczéma persiste.

Particularités de l'enfant

Votre enfant a un an ou plus. S'il fait de l'eczéma depuis déjà plusieurs mois, lisez la partie précédente pour cerner ce qui a pu se passer dans son cas. Si l'apparition de l'eczéma est récente, commencez par lire ce qui suit.

Comme mentionné auparavant, l'eczéma ne tombe pas du ciel et ne s'attrape pas. C'est la peau qui développe une réaction par rapport à un agent agresseur. Pour un enfant de plus d'un an, ces facteurs sont, par ordre d'importance, les suivants :

---

14. Pour informations ou commande postale, joignez Homéopathie Québec (418 653-5400 ou www.homéopathiequébec.com).

- Avez-vous modifié le **lait** donné à votre enfant? L'eczéma peut être causé par le passage de l'allaitement maternel au lait de vache ou par le passage d'une préparation lactée au lait de vache du commerce. Ce dernier est particulièrement difficile à digérer pour certains enfants. Incluez aussi les yogourts, les fromages, les Minigo, la crème glacée dans la liste des aliments suspects. Cessez la consommation de ces aliments pendant deux semaines et observez les résultats. Tenez un journal précis des changements que vous apportez afin d'être en mesure de faire des liens.

  Pour l'enfant, les produits laitiers à base de lait de chèvre sont plus digestes par leur composition en gras et en protéines. Ils sont offerts au supermarché sous la forme de lait entier, de yogourt et de fromage. Il est également possible qu'un enfant ne tolère pas bien ce type de lait, mais c'est beaucoup plus rare.

- Avez-vous intégré un **nouvel aliment**, comme les œufs, le soya, les noix, le blé ou le poisson, dans l'alimentation de votre enfant?

- Avez-vous changé de **savon** pour ses vêtements ou pour son bain? Un **nouveau produit** est-il en contact avec sa peau?

- Votre enfant a-t-il réagi après le **vaccin** de douze ou de dix-huit mois ou après celui de la saison grippale, s'il l'a reçu?

- Votre enfant a-t-il pris des **antibiotiques** récemment?

- Sa poussée dentaire est-elle difficile? A-t-il de l'érythème fessier? Ces conditions peuvent démontrer qu'il a un terrain plus **acide**.

- A-t-il fait son entrée à la **garderie**? Son alimentation y est-elle très différente? Y utilise-t-on des savons particuliers? Le bébé s'adapte-t-il bien à son nouveau milieu?

- A-t-il commencé à manger des desserts contenant plus de **sucre**? Mange-t-il régulièrement des condiments, comme le ketchup, sur ses mets? Est-il un fervent amateur de spaghetti et de sauce tomate? Mange-t-il beaucoup de fruits **acides** comme les agrumes (consultez l'annexe 2)?

- La nuit, votre enfant grince-t-il des dents (bruxisme)? Est-il réfractaire aux repas ou limité dans ses goûts? A-t-il la peau sèche? Ces indices dénotent peut-être une carence en **zinc** (consultez l'annexe 3). Ce minéral a un lien très étroit avec la santé de la peau et des muqueuses, d'où l'apparition de l'eczéma lorsque le corps en manque. Une analyse de cheveux, recommandée par votre naturopathe, peut vous permettre de quantifier le zinc dans l'organisme de l'enfant.

- Votre enfant mange-t-il du poisson deux à trois fois par semaine? Mange-t-il régulièrement des noix et des graines variées? Si ce n'est pas le cas, il peut être en carence d'oméga-3, des **acides gras** aux propriétés anti-inflammatoires.

- Votre enfant a-t-il vécu un **événement** particulièrement difficile dans les derniers mois? Si oui, les fleurs du Dr Edward Bach peuvent lui être très utiles. Par exemple, le Rescue Remedy est une formule générale à utiliser dans les cas de chocs, de peurs ou de séparation. Vous pouvez également demander une formule personnalisée par votre naturopathe ou homéopathe.

Actions ou soins requis

- Modifiez l'**alimentation** selon les agents agresseurs que vous soupçonnez. Si les intolérances alimentaires sont trop difficiles à cerner, consultez un naturopathe pour faire passer à votre enfant un test d'intolérance alimentaire.

- Donnez à votre enfant des **probiotiques** adaptés selon son âge. S'il a moins de cinq ans, choisissez une formule pour jeunes enfants ou bébés. Donnez-lui chaque jour une dose au déjeuner et au souper. Si le produit est en capsule, il peut être ouvert et ajouté à de la compote ou à des aliments.

Pour l'enfant de cinq ans et plus, optez pour une formule pour enfants. Ces probiotiques sont présentés en capsule ou ils sont croquables. Plusieurs enfants aiment croquer les capsules. Donnez-les au déjeuner et observez s'il y a un changement dans les selles.

- Assurez-vous que votre enfant fait des **selles** tous les jours[15]. Vérifiez aussi leur apparence. Sont-elles bien formées? Sont-elles brunes ou pâles? Si les selles sont plutôt jaunes, c'est l'indice d'un foie au ralenti. Vous pouvez alors lui donner du chardon-Marie, une excellente plante très douce pour le foie des petits et des grands qui se vend en liquide (teinture mère). Selon l'âge, suivez la posologie.

- Le matin, votre enfant a-t-il mauvaise haleine? Sa langue est-elle bien rose ou a-t-elle un dépôt blanchâtre ou jaunâtre à sa base? C'est un autre indice qu'il ne métabolise pas bien certains aliments. C'est souvent le lait qui est en cause ou sa consommation trop abondante ou trop sucrée. La

---

15. Consultez le livre de Céline Arsenault, *Soins à mon enfant* (Le Dauphin Blanc, 2003), pour connaître les solutions appropriées si votre enfant souffre de constipation.

collation du soir avant le coucher peut également être trop riche pour l'enfant. Modifiez l'alimentation et soutenez le foie avec le **chardon-Marie** ou une formule homéopathique offerte dans les magasins de produits naturels.

• Ajoutez un supplément d'**oméga-3** de très bonne qualité exempt de métaux lourds. Cette précision doit être inscrite sur la bouteille. Préférez des oméga-3 extraits du poisson. Ils sont plus concentrés et efficaces. Les formes liquides sont, elles, plus économiques et maintenant présentées avec diverses saveurs de fruits. Informez-vous à un professionnel au sujet de la posologie selon l'âge de votre enfant. Ces gras se consomment au repas. De plus, ils favoriseront la concentration[16], le développement du cerveau et de la vision de votre enfant.

• Vérifiez si la peau de votre enfant rougit davantage après le **bain**. Si oui, éliminez le chlore de l'eau de son bain avec un filtre au charbon. Ajoutez le produit Aveeno ou une infusion concentrée de camomille allemande (*matricaria recutita)* dans l'eau du bain afin de réduire les démangeaisons.

Puis, méfiez-vous des piscines publiques dont l'eau est souvent très concentrée en chlore. Choisissez

16. Consultez le livre de Céline Arsenault, *L'équilibre nerveux de mon enfant* (Le Dauphin Blanc, 2005), si ce sujet vous intéresse particulièrement.

une piscine où l'eau est traitée au sel de mer. La concentration de chlore y est moins importante.

- Assurez-vous que les **vêtements** de l'enfant ne sont nullement irritants. Évitez les fibres synthétiques et les vêtements qui ne respirent pas. L'humidité accroît l'eczéma et les risques d'infections.

- Le **zinc** est un minéral fréquemment en carence chez l'enfant de un an à douze ans. Tel que mentionné à la page 28, si vous soupçonnez un manque de zinc par l'expression de deux à trois symptômes ou qu'une analyse de cheveux a dénoté cette carence, donnez le supplément approprié. Il se prend de préférence au coucher, sinon à la fin d'un repas. Il peut à l'occasion provoquer une légère nausée. Consultez un naturopathe pour le dosage approprié.

- Les sels biochimiques de Schussler sont très indiqués pour l'enfant de cet âge. Le sel n° 6, *Kalium Phosphoricum*, peut être très utile dans les cas de **démangeaisons** et d'irritabilité. Vous pouvez soit les laisser fondre dans l'eau pour les plus jeunes ou les donner à fondre dans la bouche à partir de deux ans, un comprimé trois fois par jour ou avant les dodos. Le remède homéopathique Chamomilla (15 CH) reste encore de mise. Il calme l'enfant dans les périodes intenses de démangeaisons.

Donnez-le d'emblée au coucher pour favoriser un meilleur sommeil.

- Pour la peau, il existe une variété de **crèmes spécialisées** pour soulager l'eczéma. Demandez au conseiller d'un magasin de produits naturels ce qu'il vous propose d'efficace. Pour ma part, quel que soit l'âge de la personne atteinte, je recommande la crème maison Calendulis élaborée par Michel Groleau, pharmacien homéopathe (voir page 42). Appliquez-la uniquement sur les plaques matin et soir en couche mince. Rappelez-vous que la crème, bien qu'utile, ne doit pas vous éviter de trouver la source du problème.

Référez-vous toujours à votre médecin pour avoir le bon diagnostic et consultez un naturopathe qualifié si l'eczéma persiste.

Particularités de l'adolescent

Il est plutôt rare que l'eczéma arrive à brûle-pourpoint à l'adolescence sans qu'il y ait eu de signes précurseurs (rougeur, peau sèche, etc.) dans le jeune âge. Toutefois, cela demeure une possibilité.

À l'adolescence, l'alimentation n'est plus parfaitement contrôlée par les parents et les émotions sont à fleur de peau. Il se peut que ce soit une période de stress intense pour certains jeunes. De plus, les changements hormonaux modifient le métabolisme et accroissent des besoins nutritionnels spécifiques afin de bien nourrir le système glandulaire. Plusieurs facteurs sont à considérer pour solutionner ce problème d'eczéma. Voici quelques questions dont les réponses peuvent mener à des solutions :

- Votre adolescent a-t-il un goût immodéré pour les produits laitiers? Observez la quantité de **lait** qu'il ingère en une seule journée. Comptez les portions de fromage, de yogourt et de crème glacée lorsque vous faites le bilan. Il n'est pas rare de voir un adolescent consommer de sept à dix portions de produits laitiers par jour. Un grand verre de lait peut facilement contenir deux portions, soit deux fois 250 ml. Cet apport excédentaire de produits laitiers surcharge le foie, acidifie l'organisme et prend la place d'autres aliments nutritifs. Rappelez-lui que la modération a toujours meilleur goût!

- Votre adolescent néglige-t-il sa consommation d'**eau**? Quelle quantité boit-il par jour? Le manque d'eau ralentit l'élimination des déchets.

- Mange-t-il, tous les jours, des desserts très sucrés? Il faut éviter les glaçages, les gâteaux, les friandises. Lisez les étiquettes et lorsque le **sucre** est le premier ingrédient, cet « aliment » est un mauvais achat. Cuisiner maison est la meilleure garantie de la qualité des repas, et ce, à moindre coût. Coupez le sucre de moitié dans vos recettes de dessert, rien n'y paraîtra. Le sucre acidifie le corps et perturbe la glycémie, d'où une accentuation des sautes d'humeur chez certaines personnes sensibles.

- Boit-il fréquemment des **boissons gazeuses**? Ces dernières sont très sucrées. Notez que les produits « diètes »[17] sont à éviter, car leur richesse en acide phosphorique acidifie l'organisme, épuise les réserves de calcium et de magnésium et irrite le système nerveux. Vous pouvez le remarquer par une plus grande excitabilité ou nervosité de l'adolescent après la consommation, et cela peut durer plusieurs heures.

- Est-il un bon consommateur de pâtes à la sauce tomate, de ketchup, de jus de tomates ou de légumes? A-t-il un goût prononcé pour les fruits acides comme l'orange, la clémentine, l'ananas, le kiwi? Tous ces aliments augmentent l'**acidité** dans le corps (consultez l'annexe 2).

- Néglige-t-il de manger des légumes et des fruits? A-t-il tendance à se rabattre régulièrement sur les

---

17. Produits « diètes » : l'édulcorant (aspartame) ajouté aux boissons gazeuses est un produit de synthèse très controversé. Il cause fréquemment des maux de tête et de ventre. De plus, il n'offre aucune calorie (carburant pour le corps). Le buveur cherchera ailleurs ses calories. Il accompagnera sa boisson diète de repas rapides (*fast food*), de croustilles ou de friandises.

repas rapides (*fast food*) incluant les pizzas? Ces aliments surchargent le foie et augmentent également l'acidité.

- Fait-il des **selles** tous les jours? Souffre-t-il de constipation? Le matin, a-t-il mauvaise haleine? Ces indices dénotent une surcharge du foie et une mauvaise élimination des toxines.

- La nuit, grince-t-il des dents (bruxisme)? Au réveil, a-t-il l'impression d'avoir la mâchoire serrée? Selon le dentiste, ses dents sont-elles usées? A-t-il des vergetures sur les fesses et les cuisses, même s'il est mince? Se ronge-t-il les ongles? Ces indices dénotent une carence en **zinc**, un minéral essentiel (consultez l'annexe 3).

- Mange-t-il suffisamment de protéines animales? S'il est végétarien, mange-t-il tous les jours des noix, des graines, dont celles de citrouille? Ces aliments sont d'excellentes sources de **zinc**.

- Quel **savon** utilise-t-il pour se laver? A-t-il un nouveau **parfum** ou une nouvelle lotion? Il peut réagir à un ingrédient en particulier.

- Observez les endroits où les plaques d'eczéma apparaissent. Ces endroits sont-ils fréquemment en contact avec de l'humidité, avec des produits chimiques ou avec du métal? L'adolescent peut développer un **eczéma de contact** avec les métaux utilisés dans les bijoux, les boucles de ceintures, les boutons, etc.

- Dernièrement, a-t-il vécu des **émotions** particulières?

- Récemment, a-t-il reçu un **vaccin**? Votre adolescent peut réagir à une des composantes chimiques présentes dans ce dernier.

Actions ou soins requis

- Pendant deux semaines, dites-lui de tenir un **journal alimentaire** et d'y inscrire tout ce qu'il consomme : déjeuner, collation, dîner, souper et breuvages. Précisez-lui que vous désirez l'aider à améliorer sa condition, et ce, sans le juger.

- Soutenez votre adolescent afin d'apporter les améliorations requises. Par exemple, aidez-le à couper temporairement les produits laitiers et à diminuer les **aliments acides** (consultez l'annexe 2). Demandez-lui trois mois d'efforts pour son bien-être afin d'observer les résultats. Faites-lui penser de limiter ou d'éliminer sa consommation de repas rapides (*fast food*). Suggérez-lui de porter un collier ou un bracelet de noisetier. Il est efficace pour diminuer l'acidité dans le corps. Dès que la coloration des billes de bois change, achetez un nouveau collier. Il doit être enlevé lors de la natation en piscine.

- Demandez-lui d'augmenter sa consommation d'**eau** à 1,5 litre par jour. Choisissez une eau non chlorée à moins de 100 ppm de minéraux totaux afin d'éviter de surcharger les reins inutilement.

- Vérifiez s'il a plus de rougeurs sur la peau ou de démangeaisons après avoir pris sa douche ou son bain. Si oui, procurez-vous un **filtre de charbon** afin d'éliminer le chlore, car ce dernier est irritant et asséchant pour la peau. Si votre adolescent préfère les bains, il devra emplir la baignoire avec la pomme de douche munie d'un filtre au charbon. Il peut aussi ajouter de l'avoine colloïdale (produit Aveeno) à l'eau du bain. Ce produit est en vente dans les pharmacies.

- Donnez-lui un supplément d'**oméga-3** qui est garanti sans métaux lourds. Il est offert en capsule ou en liquide à saveur de fruits. Recherchez un produit riche en EPA[18] (action anti-inflammatoire) et en DHA[19] (équilibre de l'humeur et de la concentration). Par exemple, le Nutra Sea régulier d'Ascenta se vend en capsule ou en liquide (EPA 750 mg et DHA 500 mg). Suivez la posologie. Ce supplément est essentiel, particulièrement si votre enfant ne consomme pas de poissons au moins deux fois par semaine.

---

18. EPA : acide eicosapentaénoïque.

19. DHA : acide docosahexaénoïque.

- Assurez-vous que son **élimination intestinale** se fait tous les jours en abondance.

- Donnez-lui un supplément de **probiotiques** tous les jours pendant quatre mois. Choisissez une formule pour adultes avec un maximum de souches de bactéries. Le probiotique doit contenir un minimum de douze milliards de bactéries. Donnez-lui une capsule par jour, au déjeuner.

- À cet âge, il est bon de soutenir le **foie** avec une formule appropriée, offerte en liquide ou en capsule. Elle doit contenir du chardon-Marie. Cette plante est douce dans son action et régénère les cellules hépatiques. Les cures pour le foie contiennent aussi d'autres plantes ou arbres comme le pissenlit, l'artichaut, le boldo ou d'autres. Si votre adolescent est capable d'avaler une capsule, préférez cette dernière, car les liquides ont des goûts marqués et moins appréciés. Informez-vous auprès d'un conseiller d'un magasin de produits naturels. Pendant deux semaines, offrez la moitié de la dose pour observer si la cure est bien tolérée. Elle ne doit pas donner de diarrhées ou de maux de ventre importants. Ces produits peuvent se prendre à jeun le matin et au coucher ou avant les repas, selon le cas.

- Si vous avez décelé, chez votre adolescent, une carence en **zinc** par les symptômes (consultez l'annexe 3), par l'analyse de son profil nutritionnel ou par le test de cheveux, donnez-lui un supplément de zinc une fois par jour. La dose maximale est de 1 mg de zinc pour 1 kg de poids corporel. Si l'enfant n'est pas suivi par un naturopathe, limitez la dose à 30 mg par jour. Le zinc se prend normalement au coucher, mais si votre adolescent l'oublie, donnez-lui après un repas. Le zinc pris à jeun peut donner une sensation temporaire de nausée par son effet astringent.

• Pour la peau, comme précisé antérieurement, il existe une variété de **crèmes spécialisées** pour soulager l'eczéma. Demandez au conseiller d'un magasin de produits naturels ce qu'il vous propose d'efficace. Personnellement, je recommande la crème maison Calendulis concoctée par Michel Groleau, pharmacien homéopathe (voir page 42). Appliquez-la uniquement sur les plaques matin et soir en couche mince. Rappelez-vous que la crème, bien qu'utile, ne doit pas vous éviter de trouver la cause du problème.

Référez-vous toujours à votre médecin pour avoir le bon diagnostic et consultez un naturopathe qualifié si l'eczéma persiste.

Particularités de l'adulte

Si vous souffrez d'eczéma, soit il s'agit d'un problème chronique que vous traînez depuis des années, soit il s'agit de crises sporadiques, soit il s'agit d'un élément nouveau dans votre vie. Les soins requis dépendent du degré de sévérité de l'affection et de sa chronicité. Plus le problème traîne depuis longtemps, plus il faut du temps pour remettre le corps en santé. La patience est de mise.

Eczéma récent

Vous n'avez jamais fait d'eczéma auparavant et vous voilà aux prises avec des plaques. Vous avez, bien sûr, consulté votre médecin pour établir le bon diagnostic. Bien que vous appliquiez de la crème à base de cortisone, les plaques réapparaissent à l'arrêt du traitement. C'est le signe clair qu'un déséquilibre s'est installé et il vous faut trouver la source du problème. Voici quelques questions dont les réponses peuvent mener à des solutions :

- Est-ce un **eczéma de contact**? Observez la partie du corps qui est atteinte. Pensez aux produits nettoyants pour la maison ou à ceux utilisés au travail, aux produits de soins du corps, aux bijoux, aux métaux et au latex (élastique de certains vêtements, gants ou autres). Évitez les agents agresseurs que vous soupçonnez et observez ensuite s'il y a amélioration de votre condition.

- Depuis quelques mois, vos **habitudes de vie** ont-elles changé? Pensez à l'alimentation, à l'activité physique, au milieu de travail ou encore à une nouvelle relation.

- Votre niveau de **stress** a-t-il augmenté?

- Prenez-vous un nouveau **médicament**? Avez-vous reçu un vaccin ou pris des antibiotiques récemment?

- Souffrez-vous de constipation occasionnelle? Les **selles** doivent être quotidiennes.

Actions ou soins requis

- Pendant deux semaines, tenez votre **journal alimentaire**. Notez tout ce que vous buvez et mangez. Observez à quel moment votre peau démontre des aggravations (plus de plaques, de rougeurs ou de démangeaisons) et notez ces précisions.

- Portez un collier ou un bracelet de noisetier pour diminuer votre taux d'**acidité**. Réduisez votre consommation d'aliments acidifiants (consultez l'annexe 2). N'hésitez pas à couper tous les produits laitiers pendant un mois afin d'observer s'il y a un changement de votre état.

- S'il y a lieu, réglez votre problème de **constipation**. Pour y arriver, augmentez votre consommation d'eau et de fibres (légumes, fruits, céréales entières). Diminuez votre consommation de bananes et de riz. Ces derniers ont tendance à constiper. Ajoutez temporairement un laxatif doux sous forme de tisane, de capsule ou de comprimé. Évitez le séné et la *cascara sagrada* qui sont trop violents pour l'intestin. Ajoutez du psyllium ou des graines de lin moulues à votre alimentation pour augmenter votre ration de fibres. Faites de l'exercice. Marchez trente minutes tous les jours à l'extérieur pour stimuler le péristaltisme (contraction) de votre intestin. Puis, donnez-vous du temps pour aller à la selle à heure fixe, idéalement le matin. C'est le moment où le mouvement naturel d'évacuation se fait. N'hésitez pas à consulter un naturopathe si vous n'arrivez pas à régler le problème de constipation.

- Prenez des **probiotiques** sous la forme de suppléments à raison d'un minimum de 24 milliards de bactéries par jour. Choisissez un produit de qualité. Ces bonnes bactéries vous aident aussi à régulariser le transit intestinal.

- Consommez des poissons gras[20] deux à trois fois par semaine. Ajoutez, si nécessaire, des **oméga-3** à votre alimentation. Recherchez des produits de qualité et de bonne concentration qui sont garantis

---

20. Poissons gras : sardine, maquereau, hareng, saumon sauvage.

sans métaux lourds. Informez-vous auprès d'un conseiller d'un magasin de produits naturels.

- Pour la peau, comme je l'ai précisé antérieurement, il existe une variété de **crèmes spécialisées** pour soulager l'eczéma. Demandez au conseiller d'un magasin de produits naturels ce qu'il vous propose d'efficace. Pour ma part, je recommande la crème maison Calendulis concoctée par Michel Groleau, pharmacien homéopathe (voir page 42). Appliquez-la uniquement sur les plaques matin et soir en couche mince. Rappelez-vous que la crème, bien qu'utile, ne doit pas vous éviter de trouver l'origine de l'eczéma.

Référez-vous toujours à votre médecin pour avoir le bon diagnostic et consultez un naturopathe qualifié si l'eczéma persiste.

Eczéma chronique

Vous êtes aux prises avec un problème de peau, l'eczéma, depuis des années et vous venez de découvrir qu'il existe des solutions. La chronicité demande d'emblée plus de temps et de patience, car il faut travailler plus en profondeur. La bonne nouvelle est que la persévérance est toujours récompensée.

Actions ou soins requis

Prodiguez judicieusement tous les soins énumérés dans la partie précédente et ajoutez-leur les actions suivantes :

- Prenez systématiquement des **oméga-3**, de préférence sous forme liquide. Ainsi, il vous sera plus facile d'avoir une concentration élevée. Par exemple, le Nutra Sea HP d'Ascenta contenant 1 500 mg d'EPA et 500 mg de DHA par dose de 5 ml est très indiqué pour combattre les réactions inflammatoires en lien avec l'eczéma. Vérifiez si vous n'avez pas d'allergies aux ingrédients du produit. Prenez-le pendant le repas. Il est alors plus facile à digérer. Pendant une semaine, ne prenez que la demi-dose, soit 2,5 ml, afin d'observer votre réaction.

- Dans les cas d'eczéma chronique, il faut soutenir le **foie**. Mieux vaut y aller doucement mais sûrement pour ce nettoyage. Achetez une cure de qualité comme celle pour le foie de la compagnie Renew Life ou un produit suggéré par votre conseiller de la santé. Choisissez un produit soutenant les fonctions du foie tout en aidant à régénérer cet organe. Pendant la première semaine, faites toujours la cure à demi-dose afin de déterminer votre niveau de tolérance. Si vous avez des nausées, des maux de tête, de la diarrhée ou de la fatigue, diminuez le dosage jusqu'à la disparition des symptômes. Ensuite, vous pourrez augmenter progressivement jusqu'à la dose recommandée. Si les réactions sont excessives, comme de gros maux de ventre, cessez la cure et référez-vous à la personne qui vous a vendu le produit. C'est une réaction très rare mais toujours possible.

Faites une première cure et reprenez un mois plus tard une seconde cure afin de bien compléter le soutien du foie.

• Achetez un supplément de **zinc** de bonne qualité dans un magasin de produits naturels. Un adulte peut facilement prendre un dosage de 50 mg par jour. Ce supplément se prend idéalement seul au coucher, mais si vous avez tendance à l'oublier, prenez-le après le souper. Le zinc peut occasionner une légère nausée s'il est pris à jeun pendant la journée. Si vous n'avez aucune mesure pour déterminer votre carence en zinc, hormis certains symptômes (bruxisme la nuit, peau sèche, plaie longue à guérir, etc.), prenez le supplément pendant quatre à six mois avant d'arrêter sa prise (consultez l'annexe 3).

• Dans les cas d'eczéma chronique, vous avez vraiment avantage à passer un **test d'intolérance**

alimentaire (consultez l'annexe 1). Vous devez alors joindre un naturopathe ou un homéopathe. Ainsi, vous pourrez cibler plus rapidement les aliments qui ne vous conviennent pas pour le moment.

- Pensez aussi à acheter un **filtre de douche au charbon** pour enlever le chlore de l'eau de votre municipalité. Votre peau est ainsi moins agressée au quotidien.

En suivant ces conseils, il est presque impossible que vous ne perceviez pas d'amélioration de votre état. La constance et la persévérance sont les clés de votre guérison. L'aspect émotionnel et la gestion du stress peuvent aussi être abordés avec des thérapeutes qualifiés dans ces domaines, car pour un adulte, ces aspects sont non négligeables pour rétablir la santé.

Référez-vous toujours à votre médecin pour avoir le bon diagnostic et consultez un naturopathe qualifié si l'eczéma persiste.

Particularités de la personne âgée

Une personne âgée autonome peut lire la partie précédente concernant l'adulte et appliquer ces recommandations pour elle-même, car il est facile de faire ces changements si on vit seul ou avec son conjoint.

L'individu peut faire les changements à son rythme et adapter les suppléments à sa capacité digestive, s'il y a lieu.

Cette section du livre concerne plutôt les gens âgés vivant dans des établissements ou des maisons de retraite pour personnes en perte d'autonomie. Si vous vous sentez concerné, il vous faut donc simplifier les soins en espérant le maximum de résultat. Plusieurs facteurs sont limitants pour espérer une guérison complète de l'eczéma, mais une amélioration est facilement atteignable. Il vous faudra sans doute demander la coopération du personnel de l'établissement dans certaines situations.

Actions ou soins requis

- Le premier élément le plus simple à appliquer est l'ajout d'**avoine colloïdale** (Aveeno) dans l'eau du bain. Ce produit réduit l'irritation causée par le contact du chlore sur la peau et cette dernière devient ainsi moins sèche. Évidemment, ce produit est à éviter si vous êtes allergique à l'avoine ou au gluten.

- Le port d'un **collier** ou d'un **bracelet de noisetier** permet aussi de diminuer l'acidité dans le corps. Il peut se porter au cou, au poignet ou à la cheville. Il doit être changé dès que les billes deviennent plus foncées.

- Des **probiotiques** sous la forme de Bio K+ (yogourt fermenté concentré) peuvent facilement être ajoutés à un repas. Commencez lentement avec 15 ml par jour. Observez l'effet sur les selles et augmentez progressivement la quantité à un demi-pot (100 ml) par jour. Ces probiotiques soutiennent aussi le système immunitaire tout en protégeant des gastroentérites. Ce produit doit être gardé au réfrigérateur. Il peut être pris tous les jours.

Une autre solution est de vous procurer des probiotiques qui se conservent à la température ambiante comme le Probaclac Adulte 50 +. Il est vendu en pharmacie. Pour ce produit, la concentration est plus faible, soit huit milliards de bactéries par capsule. Il suffit de prendre une capsule par repas.

- Le **zinc** est un minéral très important pour la santé de la peau et l'équilibre du système immunitaire (consultez l'annexe 3). Il peut aussi redonner de l'appétit. Il se vend dans les magasins de produits naturels des pastilles de zinc croquables. Bien qu'elles soient indiquées pour les maux de gorge, vous pouvez aussi vous en servir comme suppléments de zinc. Il est possible également de les laisser fondre lentement dans la bouche comme des bonbons. Elles sont offertes en différentes saveurs et contiennent généralement 10 mg de zinc. Comme elles sont combinées avec de l'échinacée, il est préférable de marquer des pauses dans la prise de ce produit afin de maintenir son efficacité maximale. L'idéal est donc de prendre deux pastilles par jour, et ce, cinq jours par semaine et de faire ensuite un arrêt la fin de semaine. De cette manière, le zinc doit être pris pendant une période minimale de quatre mois.

- Il a été souligné antérieurement que l'**alimentation** joue un rôle majeur dans les cas d'eczéma. Certains changements mineurs peuvent grandement aider comme l'éviction du jus de tomates, du V-8 et du ketchup et la réduction des produits laitiers à deux portions par jour. Vérifiez la liste des aliments acides à l'annexe 3 et voyez si des améliorations peuvent être apportées. Assurez-vous que la consommation d'eau est adéquate (un litre par jour).

- Procurez-vous la **crème Calendulis** du pharmacien Michel Groleau (voir page 42) ou un équivalent. L'application doit se faire en couche mince, deux fois par jour, uniquement sur les plaques d'eczéma.

- Assurez-vous d'aller à la **selle** tous les jours. La constipation doit être évitée. Augmentez donc la consommation de fibres, de fruits ou de légumes si nécessaire. Les probiotiques peuvent aider à l'élimination.

- Un supplément d'**oméga-3** peut être très bénéfique pour la peau de même que pour l'équilibre de l'humeur ou encore pour réduire les douleurs inflammatoires. Vérifiez la compatibilité avec les médicaments si cela s'applique.

Référez-vous toujours à votre médecin pour avoir le bon diagnostic et consultez un naturopathe qualifié si l'eczéma persiste.

Conclusion

Nous vivons dans une société en manque de temps et dans laquelle tout va trop vite[21]. Il n'est alors pas surprenant que plusieurs cherchent la crème ou la pilule miracle pour guérir sur-le-champ les petits et les gros « bobos ». Mais, la solution ne peut pas être aussi simple. Le corps humain est complexe et pour qu'il atteigne une guérison durable, mieux vaut le connaître et l'écouter davantage afin de trouver des solutions adéquates.

Prenez donc le temps d'observer votre corps et ses réactions, de scruter votre environnement extérieur et d'oser faire des changements afin d'améliorer votre condition. Vous êtes responsable de votre santé et vous détenez la plupart des clés pour améliorer votre état.

Il est vrai que votre corps peut être patient et encaisser trop souvent des excès avant de réagir. Alors, soyez bon envers lui (envers vous!) et donnez-lui ce dont il a besoin pour bien vivre et se guérir.

---

21. Si le sujet vous intéresse, consultez l'excellent livre de Jean-Louis Servan-Schreiber, *Trop vite – Pourquoi nous sommes prisonniers du court terme* (Albin Michel, 2010, 200 pages).

Quels que soient les imprévus de votre existence ou votre héritage génétique, votre corps est le seul que vous aurez en cette vie! Acceptez-le et offrez-lui tout le soutien requis pour bien vous accompagner dans votre réalisation personnelle.

Vous serez surpris de sa capacité de guérison. Bonne santé!

Vous pouvez consulter les services offerts par l'auteure au www.celinearsenault.ca

Annexe 1

Les allergies et les intolérances alimentaires

Allergies alimentaires

Aujourd'hui, les réactions allergiques sont très courantes, par exemple les allergies saisonnières (pollen, herbe à poux, rhinite allergique), animales (chat, chien, cheval) ou alimentaires (arachide, fruits de mer, protéine bovine). On en reconnaît facilement les manifestations, et toutes ces réactions immunitaires sont en lien avec une production d'anticorps : les immunoglobulines E (IgE). Ces anticorps libèrent de l'histamine et d'autres composantes dans l'organisme et provoquent rapidement des rougeurs, des inflammations et des démangeaisons. L'œdème (enflure) peut alors être si important que, lorsqu'il touche le visage, la gorge ou l'épiglotte, la personne atteinte peut manquer d'air.

Les anticorps IgE sont gardés en mémoire et la réaction peut s'aggraver avec des contacts subséquents à l'agent allergène et provoquer un choc anaphylactique[22]. Les risques de réactions anaphylactiques graves sont connus par l'individu. Ils peuvent être reliés à la consommation d'arachides ou de crustacés, aux piqûres d'abeilles, etc. Les personnes concernées portent sur elles un médicament antihistaminique injectable dont l'action est immédiate (Épipen). Les tests (prise de sang et tests cutanés) faits par les allergologues concernent cette classe d'allergie.

Intolérances alimentaires

De leur côté, les intolérances alimentaires, nommées parfois « allergies de type III », font appel à une autre classe d'anticorps : les immunoglobulines G (IgG). Dans ces cas, les réactions immunitaires ne libèrent pas d'histamine. Il n'y a donc aucun risque de choc anaphylactique et les symptômes sont diffus et étalés dans le temps. Les IgG sont alors responsables de réactions en lien avec l'inflammation. Le système médical actuel considère peu ce type de réaction.

La santé digestive et intestinale joue un rôle majeur dans le développement d'intolérances alimentaires. La

---

22. Choc anaphylactique : choc dramatique marqué par une contraction interne des muscles lisses, une augmentation de la perméabilité des capillaires avec hémorragie et œdème. Cet état de choc exige une intervention médicale d'urgence.

constipation chronique, les diarrhées fréquentes, les maux de ventre, les gaz, les ballonnements sont tous des signes qu'un déséquilibre s'est installé. Avec les mois et les années, ces intolérances alimentaires cachées peuvent provoquer des problèmes de peau (eczéma, psoriasis), de la fatigue, des otites, des sinusites, des maux de tête, des douleurs articulaires et ligamentaires, une baisse de l'immunité, des troubles de concentration, un intestin irritable et plus encore.

Les IgG doivent être mesurées par une prise de sang. Plusieurs laboratoires[23] privés canadiens ou américains offrent ce test. Parlez-en à votre naturopathe. Quand on a déterminé les intolérances en cause, il suffit d'enlever le ou les aliments pendant quelques mois et de rétablir la santé digestive avec des probiotiques, des enzymes ou d'autres produits spécifiques pour voir une amélioration de son état.

23. À titre indicatif seulement, consultez les sites suivants : www.food-intolerance. ca/fr/, www.rmalab.com/, www.greatplainslaboratory.com/french/index.htm.

L'équilibre acidobasique

Il est très difficile de trouver deux listes semblables d'aliments acides et alcalins pour la simple et bonne raison que certains aliments n'occasionnent pas les mêmes réactions dans des organismes différents. Plusieurs personnes ont aujourd'hui une faiblesse métabolique à l'égard des acides et elles sont incapables de bien oxyder les acides d'un aliment pour aller soutirer les bases de ce dernier.

Théoriquement, les fruits ont un effet alcalinisant dans l'organisme. Par contre, s'ils ne sont pas mûrs ou s'ils ont mûri dans des entrepôts, ils deviennent plus acides. Aussitôt qu'un individu a de la difficulté à bien métaboliser ses acides, les fruits sont acides au lieu d'être normalement basiques.

Il existe quand même des aliments qui produisent toujours des résidus acides dans l'organisme, quelle que soit la qualité du métabolisme, comme les sources de protéines animales ou végétales, les gras, les céréales et les sucres à des degrés variables.

Aliments acidifiants pour tous

- viandes, volailles, charcuteries, poissons;

- œufs, fromages (un fromage fort est plus acidifiant qu'un doux);

- produits laitiers riches en petit-lait : yogourt, kéfir, filia, lait caillé (seul le petit-lait très frais est alcalin. Après quelques heures, il s'acidifie);

- gras animaux, huiles végétales, particulièrement huile raffinée et huile d'arachide;

- céréales, complètes ou non (pains, pâtes, flocons, farines). Il est possible de les comparer et de reconnaître que l'avoine, par exemple, est plus acide que le millet;

- légumineuses : arachide, soya, haricot blanc, pois chiche, etc.;

- fruits oléagineux : noix, noisette et autres, sauf amande et noix du Brésil;

- sucres et sucreries : pâtisserie, bonbon, confiture, fruit confit, boisson gazeuse, chocolat;

- café, thé, cacao, vin, alcool, vinaigre, vinaigrettes, marinades et condiments;

- certains facteurs de vie sont aussi acidifiants : stress, surmenage, sédentarité, manque d'oxygénation et émotions négatives.

Il existe aussi des aliments, dits acides, que l'on reconnaît à leur goût acidulé. Ces derniers acidifient le métabolisme des personnes sensibles aux acides. Quatre facteurs influencent cette tendance :

La quantité consommée

Plus la quantité ingérée d'aliments acides est grande, plus il y a de chance qu'un organisme affaibli ne soit pas capable de bien les métaboliser. Il faut donc varier l'alimentation et éviter les excès.

La fréquence de la prise

Plus l'apport d'aliments acides est fréquent, plus le corps doit utiliser ses bases pour bien les métaboliser, d'où une déminéralisation progressive.

L'heure de la consommation

Pour bien métaboliser les acides, il faut être bien oxygéné et bien réchauffé. L'habitude de consommer des fruits tôt le matin, frais ou en jus, acidifie davantage que si on les consomme à la collation de l'après-midi. Puis, ils sont mieux métabolisés l'été quand il fait chaud et que le soleil brille que l'hiver lorsqu'il fait froid. Une trop grande consommation de fruits l'hiver déminéralise l'organisme en plus d'engendrer de la fatigue et de la frilosité.

L'équilibre entre les aliments acides et alcalins

Une bonne façon de diminuer les effets acidifiants de certains aliments est de combiner des repas avec des aliments franchement alcalins. Une bonne consommation de légumes frais, crus, cuits ou en jus frais, au début du repas, apporte des bases pour neutraliser l'apport des protéines et des céréales. La pomme de terre est aussi un aliment alcalin de choix.

Aliments acides au goût et acidifiants pour certaines personnes sensibles

- petit-lait non frais;

- fruits non mûrs;

- petits fruits : fraise, framboise, groseille, mûre, bleuet;

- agrumes et leur jus : citron, orange, pamplemousse, limette, clémentine;

- pomme verte, cerise, prune, abricot, tomate, ananas, kiwi, rhubarbe, cresson et oseille.

Il existe aussi des aliments alcalinisants pour tous les types d'individus. Ils sont à consommer en priorité par tous, car la plupart des gens métabolisent mal leurs acides.

Aliments alcalinisants ou basiques

- pomme de terre;

- tout légume vert et coloré (la tomate est un fruit);

- banane (à consommer avec modération, car elle est très sucrée et congestive);

- amande, lait d'amande et noix du Brésil;

- lait cru, crème fraîche, petit-lait très frais;

- fruit sec avec modération, particulièrement raisin sec et pruneau. Les autres fruits séchés comme l'abricot, la pomme, la pêche sont souvent séchés avant leur maturité complète, d'où une plus grande acidité. Les fruits séchés sulfurés sont évidemment acidifiants;

- eau à boire au ph neutre ou alcalin.

Des habitudes saines de vie alcalinisent le terrain comme l'activité physique modérée, l'oxygénation profonde (air pur), le repos, la détente, la relaxation et des pensées heureuses et positives!

Le zinc : un minéral essentiel

L a science de la nutrition est relativement jeune. On ne trouve donc pratiquement aucun écrit sur le rôle du zinc avant 1970. Depuis, l'intérêt porté au zinc a explosé. Sa carence ou sa mauvaise utilisation par l'organisme fait l'objet de multiples observations et recherches.

Dès le début de la vie, le zinc est un minéral essentiel. Sa carence joue un rôle important dans l'impuissance masculine, la stérilité, les difficultés d'accouchement et d'allaitement. En dermatologie, le zinc est reconnu dans le traitement de l'eczéma, de l'acné, des vergetures et des maladies d'ongles et de cheveux. Pensez seulement au shampoing populaire contre les pellicules à base de zinc ainsi qu'à la pommade de zinc utilisée pour les fesses de bébé.

Certains psychiatres rectifient les apports en zinc dans les dépressions, l'autisme, la schizophrénie et l'anorexie mentale. Le zinc est également important pour la vision, le développement du goût et de l'odorat. D'autres médecins généralistes ou pédiatres complètent les apports en zinc dans les infections de la gorge, des oreilles, du nez ou dans certaines maladies infectieuses infantiles comme la varicelle et la rougeole. Il intervient aussi dans les fonctions de l'hormone thyroïdienne, dans le métabolisme de l'insuline et dans la coagulation sanguine.

Les rôles du zinc sont multiples et ses apports sont déficitaires dans le monde moderne, d'où un grand débalancement pour un bon nombre d'individus.

Le zinc entre tout d'abord dans la composition de plus de 160 enzymes fabriquées par le corps humain. Il entre aussi dans la synthèse du code génétique (ADN et ARN). Il est un maillon majeur du métabolisme d'acides gras et de prostaglandines reconnues pour leur action sur le processus inflammatoire. Il est essentiel au système immunitaire, particulièrement avec son action sur le thymus.

Quant aux carences, elles proviennent soit d'un manque sur le plan de l'apport alimentaire ou d'une perte accrue. Cette dernière peut être causée, entre autres, par des minéraux antagonistes comme le cuivre et les métaux lourds. Par exemple, les conduites de cuivre utilisées dans les maisons pour transporter l'eau augmentent les besoins en zinc. La contamination par des métaux lourds, comme le plomb (vieille peinture, pollution de l'air, tuyauterie désuète, journal), le mercure (amalgame dentaire gris, pollution de l'air, poisson), le cadmium (fumée de cigarette, pollution de l'air, engrais, eau, aliment) et bien d'autres, fait partie de la réalité moderne. Ces polluants augmentent les besoins en zinc.

De plus, l'utilisation massive de pilules contraceptives par les femmes augmente la rétention de cuivre, ce qui fait baisser les réserves de zinc dans l'organisme, l'un et l'autre étant opposés. Par ailleurs, les engrais phosphatés utilisés en agriculture moderne appauvrissent les sols en zinc et diminuent ainsi la concentration de ce minéral dans les aliments. Puis, le niveau de stress élevé augmente la production de certaines hormones, comme le cortisol, et ce dernier augmente les besoins en zinc, d'où son action sur le système nerveux.

La difficulté réside dans l'individualisation des apports pour chaque personne. Le corps ne fait pas de réserve proprement dite de zinc et l'apport doit être quotidien. La science dit que l'être humain adulte a besoin de 12 à 15 mg de zinc par jour, le bébé, de 3 mg, et l'adolescent, de 9 à 11 mg[24]. Par contre, les besoins réels diffèrent d'un individu à l'autre pour plusieurs facteurs. Par exemple, un bébé allaité par sa mère reçoit une quantité moindre de zinc que le bébé nourri au lait de vache, mais le lait maternel est hautement assimilable, tandis que la quantité élevée de phosphates dans le lait de vache inactive en partie le zinc qu'il contient. De plus, l'excès de fer gêne l'absorption du zinc tout comme l'acide phytique des céréales et les fibres alimentaires.

La présence des phosphates[25] dans l'alimentation moderne pourrait mériter un chapitre à elle seule. En effet, son augmentation dans l'environnement depuis les dix dernières années a un impact majeur sur la santé des humains. Le phosphore et les phosphates sont nécessaires à la croissance et au bon fonctionnement du corps humain, mais l'excès est dommageable. Il augmente donc les besoins vitaux en zinc tout en étant un irritant majeur pour le système nerveux. On les retrouve en excès dans les charcuteries, les boissons gazeuses, les additifs alimentaires, la surconsommation de produits laitiers et de viandes et les aliments transformés.

---

24. Source : Dietary Reference Intakes for Vitamin A, Vitamin K, Arsenic, Boron, Chromium, Copper, Iodine, Iron, Manganese, Molybdenum, Nickel, Silicon, Vanadium and Zinc (2002). Food and Nutrition Board, Institute of Medicine.

25. Consultez le livre de Céline Arsenault, *L'équilibre nerveux de mon enfant* (Le Dauphin Blanc, 2005), si le sujet vous intéresse. Les phosphates peuvent entre autres entraîner de l'hyperactivité, de l'impulsivité, de l'instabilité émotionnelle, des troubles de concentration.

Par ailleurs, certains médicaments peuvent abaisser le taux de zinc à long terme. Parmi ceux-ci, on retrouve principalement les antiacides, les contraceptifs oraux, comme mentionnés précédemment, l'hormonothérapie à la ménopause, certains diurétiques et vasodilatateurs ainsi que les anticonvulsivants.

Le corps humain a aussi besoin de cofacteurs pour améliorer l'assimilation du zinc. On pense alors à la vitamine B6 et au manganèse. Ces nutriments peuvent être associés à une formule ou ajoutés à part. Les formes de zinc les plus assimilables en suppléments sont, tout d'abord, les formes associées (chélatées) à une protéine (protéinate de zinc) et viennent ensuite le citrate de zinc et le gluconate de zinc. En général, le corps absorbe de 15 à 40 % du zinc présent dans l'aliment consommé et l'apport doit être quotidien.

Les supplémentations doivent être limitées dans le temps ou prises de façon cyclique afin d'éviter les excès, bien que leur dosage de sécurité soit très large. Dans les traitements à long terme à base de zinc, il est conseillé de prendre un supplément de cuivre dans un ratio de 8 :1 (zinc-cuivre) pour éviter une carence éventuelle de cuivre.

Parlez-en à votre naturopathe.

Sources alimentaires de zinc

Huître, viande, foie, laitage (fromage type cheddar, edam, camembert), œuf, poisson maigre (morue, flétan) céréale complète, graine de citrouille, de sésame et de tournesol, noix, légumineuses, levure de bière et spiruline.

Bibliographie

ARSENAULT, Céline. *Accueillir mon enfant naturellement*, Québec, Le Dauphin Blanc, 2009, 395 pages.

ARSENAULT, Céline. *L'équilibre nerveux de mon enfant*, Québec, Le Dauphin Blanc, 2005, 210 pages.

ARSENAULT, Céline. *Soins à mon enfant*, Québec, Le Dauphin Blanc, 2003, 391 pages.

BESSON, Dr Philippe-Gaston. *Acide-base : une dynamique vitale*, Fillinges, Trois-Fontaines, 1991, 128 pages.

BLYTHMAN, Joanna. *La vérité sur ce que nous mangeons*, Turin, Marabout, 2001, 320 pages.

FRAPPIER, Renée, et Danielle GOSSELIN. *Le guide des bons gras*, Montréal, Les Asclépiades, 1995, 403 pages.

GEET ÉTHIER, Marc. *Zéro Toxique*, Outremont, Trécarré, 2005, 291 pages.

GLOCKLER, Dr Michaela, et Dr Wolfgang GOEBEL. *L'enfant, son développement, ses maladies*, Genève, Éditions anthroposophiques romandes, 1993, 595 pages.

GRAHAM, Judy, et Michel ODENT. *Le zinc et la santé*, Paris, Payot, 1986, 159 pages.

LAMBERT-LAGACÉ, Louise. *Le lait de chèvre, un choix santé*, Montréal, Éditions de l'Homme, 1999, 105 pages.

LAROCHE-WALTER, Anne. *Lait de vache : blancheur trom-peuse*, Saint-Étienne, Jouvence, 1998, 94 pages.

LE BERRE, Dr Nicolas. *Le lait, une sacrée vacherie?* Flers, Équilibres aujourd'hui, 1990, 125 pages.

LE BERRE, Dr Nicolas, et Hervé QUEINNEC. *Soyons moins lait*, Mens, Terre vivante, 2005, 255 pages.

MASSON, Robert. *Plus jamais d'enfants malades...*, Paris, Albin Michel, 1984, 348 pages.

NOGIER, Dr Raphaël. *Ce lait qui menace les femmes*, Monaco, Éditions du Rocher, 1994, 234 pages.

SOUCCAR, Thierry. *Lait, mensonges et propagande*, France, Thierry Souccar, 2008, 287 pages.

TWOGOOD, D. C. Daniel A. *Méfiez-vous du lait*, Saint-Isidore, Lacaille, 1996, 261 pages.

VACHON, Dr Carol. *Pour l'amour du bon lait*, Québec, Convergent, 2002, 207 pages.

VASEY, Christopher. *L'équilibre acido-basique*, Genève, Jouvence, 1991, 139 pages.

ZUR LINDEN, Dr Wilhelm. *Mon enfant, sa santé, ses mala-dies*, Paris, Centre Triades, 1990, 403 pages.